AF463534

UN MOT

SUR

LES HABITATIONS INSALUBRES

SUR LES DANGERS QUE PRÉSENTENT DE TELLES DEMEURES ET SUR LES PRINCIPAUX MOYENS A METTRE EN USAGE POUR LEUR ASSAINISSEMENT

PAR

Le Docteur **DEBOURGE**, de Rollot

MEMBRE DU CONSEIL D'HYGIÈNE PUBLIQUE ET DE SALUBRITÉ
DE L'ARRONDISSEMENT DE MONTDIDIER

MEMBRE DE VINGT-SEPT ACADÉMIES ET SOCIÉTÉS SAVANTES, etc

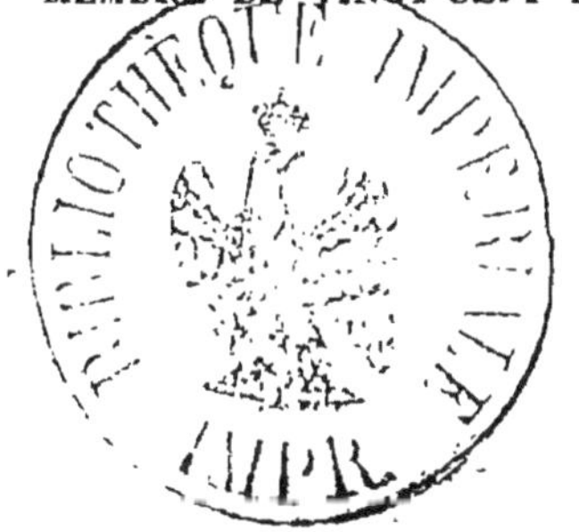

> Assainir sa demeure, c'est vivifier son sang; c'est se prémunir contre les plus dangereuses, les plus dépopulatrices des maladies; c'est s'assurer une plus longue existence...

MIRECOURT
CHEZ HUMBERT, IMPRIMEUR-LIBRAIRE-ÉDITEUR

—

1860

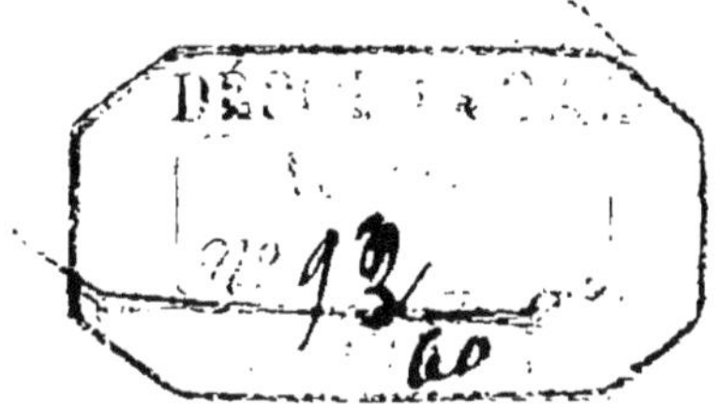

UN MOT

SUR

LES HABITATIONS INSALUBRES

SUR LES DANGERS QUE PRÉSENTENT DE TELLES DEMEURES ET SUR LES PRINCIPAUX MOYENS A METTRE EN USAGE POUR LEUR ASSAINISSEMENT

Dans un moment où le gouvernement, où les administrations départementales s'occupent avec une si insistante, si paternelle et si philanthropique sollicitude de l'importante question *de l'assainissement des logements insalubres*, dans un moment où, dans chaque localité, des commissions vont être appelées à rechercher toutes les causes d'insalubrité qu'il leur est donné de connaître, et auxquelles elles devront s'efforcer de remédier, on ne lira peut-être pas sans quelque intérêt les considérations qui suivent, que j'ai extraites de mes *Causeries populaires sur l'hygiène*, et auxquelles j'ai cru devoir ajouter tout ce qui m'a paru répondre plus directement aux besoins voulus par la circonstance...... Heureux si les populations, si les commissions qui vont être chargées du soin de les diriger dans cette partie de leur hygiène, si l'administration qui veille avec tant de zèle et d'une manière si digne à la santé comme au bien-être de tous, ne considèrent pas comme absolument stérile ce faible opuscule dont je leur fais hommage, et qui leur prouvera, du moins une fois de plus, l'ardent désir que j'éprouve de me rendre utile.

Avant de rechercher quelles sont les principales causes d'insalubrité que peuvent présenter les habitations, je crois devoir appeler l'attention générale sur un fait d'une immense importance et par trop généralement inapprécié: c'est qu'une atmosphère salubre est tout aussi nécessaire à l'homme que le lui est une alimentation saine et suffisamment réparatrice.

L'homme qui n'aurait à sa disposition que la moitié, le quart ou beaucoup moins encore des substances alimentaires qui lui sont indispensables, languirait, s'affaiblirait, dépérirait, deviendrait malade, succomberait... Cela ne pourrait être mis en doute par personne.

L'homme dont les organes respiratoires ne pourraient disposer que de la moitié, du quart ou de beaucoup moins encore de la ration d'atmosphère vitale nécessaire à la combustion, à la sanguification incessante qui s'opèrent dans ses organes, languirait, s'affaiblirait, dépérirait, deviendrait malade, succomberait également. Ce fait, non plus, ne saurait laisser aucun doute dans l'esprit de qui que ce pût être.

Quand les aliments de chaque jour renferment des substances insalubres, délétères, ils minent sourdement les constitutions même les plus robustes, ils les perturbent, ils les détériorent, ils les détruisent.

Quand l'atmosphère recèle des effluves, des miasmes putrides, toxiques, etc., les résultats sur l'organisme sont absolument, sont identiquement les mêmes.

La privation complète d'aliments détermine la mort; la privation complète d'air vital fait périr également. Seulement on succombe encore plus vite à l'absence totale d'oxygène qu'au manque absolu d'aliments.

Les aliments qui contiendraient assez d'une substance toxique active, tueraient sur-le-champ; l'air atmosphérique qui recèlerait une dose suffisante d'acide carbonique, d'oxyde de carbone, etc., ferait périr tout aussi sûrement et tout aussi instantanément.

Maintenant pourrait-on donc méconnaître l'extrême

danger que l'on court, les maladies auxquelles on s'expose, les infirmités auxquelles on tend, la mort certaine vers laquelle plus ou moins rapidement on s'achemine, quand la majeure partie de l'existence s'écoule dans des demeures qui ne peuvent fournir à la respiration qu'une atmosphère de beaucoup insuffisante, et qui continuellement se trouve chargée d'émanations, de miasmes qui, s'ils ne tuent pas instantanément, c'est par la raison seule qu'ils ne sont point assez abondants pour cela ? Mais il n'en est pas moins vrai que, sous l'influence permanente de cette atmosphère profondément viciée, le sang s'altère, s'appauvrit, se décompose, les fonctions languissent, la vie s'étiole, les maladies surgissent, la mort frappe, ou que tout au moins dans l'immense majorité des cas, le sujet reste faible, cacochyme, maladif, souffreteux ; que ses muscles sont minces, mous, grêles, effilés, sans énergie ; que ses bras sont inhabiles au travail et que forcément ils deviennent paresseux ; que son intelligence est lourde, obtuse et très-fréquemment tournée à la perversité, à la débauche, à la démoralisation.

Il n'en est pas moins vrai également que la misère est à peu près constamment assise au foyer de l'ouvrier faible, souffrant, paresseux, sans travail, et qu'elle lui suggère incessamment mille pensées plus mauvaises, plus subversives, plus immorales, plus dangereusement terribles les unes que les autres... D'où, l'enfer du foyer domestique, les convoitises criminelles, les haines profondes, implacables envers ceux qui possèdent, les perturbations sociales, les révolutions qui déchirent et déciment les peuples... D'où, fréquemment aussi les catastrophes les plus épouvantables et les crimes les plus odieux.

S'efforcer d'assainir la demeure de l'homme, c'est donc puissamment contribuer au maintien, à l'amélioration, au perfectionnement de sa santé ; c'est pourvoir efficacement au développement régulier de ses forces physiques, morales et intellectuelles ; c'est doubler le prix de son existence ; c'est lui procurer un des moyens les plus sûrs d'améliorer, de rendre le plus confortable qu'il est possible la position sociale dans laquelle il vit ou dans laquelle il est né... c'est lui procurer la vie la plus heureuse, la plus longue et la plus exempte de maux qu'il soit donné à une créature humaine de posséder... c'est lui faire trouver sous le toit qui l'abrite, toute la somme de bien-être que l'on est susceptible de devoir à la force, à l'intelligence, à la possession d'une bonne santé; c'est en même temps resserrer plus intimement encore les liens de la famille; c'est rendre l'homme laborieux, sociable, ami de l'ordre, bon envers les autres, respectueux, reconnaissant et dévoué envers l'administration et l'Etat.

On peut, dans toutes les classes de la société, rencontrer des habitations insalubres; mais ce sont plus particulièrement les demeures des classes nécessiteuses qui présentent à l'observation les causes d'insalubrité les plus nombreuses, en même temps que les plus funestes... C'est donc celui auquel il manque déjà tant de choses utiles, qui se trouve encore le plus fréquemment privé des bienfaits d'une atmosphère vivifiante et pure !!!...

Ainsi que chacun le peut pressentir à l'avance, parmi les causes d'insalubrité, les unes sont *extérieures*, les autres *intérieures*.

C'est donc en recherchant avec une scrupuleuse, avec une religieuse attention tout ce qui peut être susceptible de vicier l'atmosphère intérieure des habitations, qu'il deviendra possible de pourvoir à leur assainissement...

Dans les recherches auxquelles vont se livrer les commissions sanitaires, elles auront souvent la douleur de ne pouvoir opérer tout le bien qu'elles désireraient... Un certain nombre d'habitations ne pourront être modifiées selon les vues de l'hygiène, à cause de tant de genres d'impossibilités! Mais c'est alors surtout que ces commissions devront redoubler de zèle, devenir plus soigneuses et au besoin plus sévères, relativement à la complète disparition de tout ce qui à l'extérieur sera susceptible d'altérer l'atmosphère qui entoure ces habitations.

On conçoit en effet que si l'atmosphère du dehors est insalubre, on ne ferait qu'ajouter encore à l'insalubrité du dedans, en y laissant pénétrer une nouvelle dose d'insalubrité....

Avant d'aller plus loin, je crois devoir établir ici, d'après les données de la science, quelle est, dans son état de pureté, la composition de l'air atmosphérique, et quelle est la ration de cet air que l'hygiène voudrait voir départie à chacun.

L'air atmosphérique est composé d'oxygène, d'azote, d'acide carbonique et de vapeur d'eau. Il renferme en volume, 20,80 d'oxygène ; et 79, 20 d'azote : en poids, 23,10 d'oxygène, et 76,90 d'azote. Il renferme en outre de 4 à 6 dix millièmes d'acide carbonique en volume, et de 6 à 9 millièmes de vapeur d'eau.

La ration d'air atmosphérique nécessaire aux hommes adultes est d'au moins 6 mètres cubes, par heure et par individu ; cette ration peut sans inconvénient, être réduite, et d'une manière assez notable pour les femmes, mais elle doit s'élever à 12 mètres cubes pour les enfants....

Plus l'atmosphère au milieu de laquelle on se trouve se rapprochera des conditions normales précitées, et moins le volume de cette atmosphère s'éloignera de la ration voulue par l'hygiène, plus aussi cet état de choses se trouvera compatible avec l'existence d'une bonne santé. C'est donc vers ce but tant désiré que devront tendre tous les efforts auxquels incessamment on va se livrer de toutes parts.

La lumière, elle aussi, exerce une immense influence sur la santé, sur le développement, sur la constitution et sur la vie de l'homme ; aussi, dans l'étude des causes d'insalubrité que peuvent présenter les habitations, est-il de la plus haute importance de s'occuper avec un grand soin des ouvertures qui donnent accès à la lumière solaire, et d'exiger impérieusement que constamment ces ouvertures présentent des dimensions telles que les individus que recèlent ces demeures, ne se trouvent pas privés de l'action bienfaisante de ce fluide si vivifiant.... Tout le monde connaît l'étiolement des végétaux qui poussent dans des caves, ou qu'exprès on fait végéter dans l'obscurité.... On connaît tout aussi bien cet autre étiolement humain, ces êtres pâles, débiles, languissants, rabougris, scrofuleux, rachitiques, qu'après maintes souffrances, la mort moissonne fréquemment à la fleur de leur âge, et qui sont dans ce déplorable état, par la raison seule qu'ils vivent dans des caves ou dans des demeures dans lesquelles il entre à peine assez de lumière pour y bien voir en plein midi.

Sous l'influence permanente d'une lumière solaire de beaucoup insuffisante, le sang s'appauvrit, se détériore. La fibrine, l'albumine, les globules diminuent d'une manière notable, et la partie aqueuse devient relativement, excessivement abondante, d'où les désordres précités...

Cette absence de lumière, l'humidité constante qui en est inséparable, le manque d'air suffisant et l'altération de cet air.... tout autant de causes indubitables de destruction contre lesquelles il faut donc incessamment lutter et qu'il faut s'efforcer de faire disparaître.... Quelle que soit la manière de vivre des individus qui se trouvent dans de telles conditions, quelque succulente même que l'on puisse supposer leur nourriture, ils n'en deviendront pas moins très fréquemment en proie à de longues et graves maladies, ou tout au moins ils vivront dans un état permanent de débilité et de décadence physique, morale et intellectuelle, mille fois pire souvent que le néant...

Si l'on cherche à étudier les causes d'insalubrité qui peuvent exister dans les communes rurales, pour, par de judicieux conseils, faire tourner à l'assainissement des demeures insalubres, tout ce que les investigations spéciales auxquelles on veut se livrer auront fait découvrir de nuisible à la santé, au bien-être, à l'existence de ses concitoyens, que constate-t-on le plus ordinairement ?

On trouve, presque partout, des rues étroites, sales, boueuses, plus ou moins chargées de débris ou d'amas d'immondices d'où, constamment, il s'échappe des gaz extrêmement dangereux ; des rues dépourvues d'un revêtement solide, pavage ou macadam, qui puisse s'opposer efficacement à l'infiltration des eaux et aux dégagements délétères qui proviennent du sol ; des rues sans trottoirs et sans caniveaux; des rues dans l'étendue desquelles il y a plusieurs mares qui, outre les eaux pluviales et les sources qui les alimentent, reçoivent des liquides infects qui, à certains moments, s'échappent des fumiers, et aussi toutes les eaux ménagères que l'on répand au dehors, ce qui, dans les saisons chaudes principalement, alors que ces mares sont presque à sec par l'évaporation de leurs eaux, devient un puissant foyer d'insalubrité pour les voisins, et aussi pour toute la commune; des rues enfin, dont l'étroitesse déjà par trop grande, est de beaucoup augmentée encore par des plantations d'arbres qui, faites trop près des habitations, entretiennent dans celles-ci une humidité dangereuse, en même temps qu'elles s'opposent au renouvellement de l'air et au passage de la lumière....

Des trottoirs larges, imperméables, s'opposant en même temps à l'infiltration des eaux et à tout dégagement gazeux, doivent être établis partout. C'est surtout un excellent moyen de s'opposer à l'humidité des habitations, ce fléau de tant de maladies graves, et de tant de maux incurables...

Il en doit être de même des caniveaux, qui, longeant ces trottoirs, et se trouvant conséquemment placés à une assez grande distance des habitations, transporteront rapidement au loin les eaux pluviales et tous les autres liquides qui résultent des nécessités de la vie.

Les mares inutiles, ou par trop dangereuses, doivent être comblées; les autres doivent être entourées d'arbres, à moins de quelque notable impossibilité. Ces plantations modifieront jusqu'à un certain point l'atmosphère insalubre due à la présence de ces mares, et elles constitueront une sorte de digue qui s'opposera très-avantageusement à l'action nuisible des gaz qui s'en échappent. Ces mares, du reste, doivent être curées une fois l'an, la vase qu'on en retire, être immédiatement transportée au loin, et ce curage autant que possible, être opéré dans *une saison froide*, afin de parer plus sûrement aux inconvéniens d'émanations constamment dangereuses.

Quand, dans la saison des chaleurs, cependant, le curage d'une mare sera devenu nécessaire, il conviendra de ne se livrer à ce travail qu'aux heures de la journée où le dégagement gazeux sera le moins abondant, c'est-à-dire, alors que la température atmosphérique se trouvera le moins élevée.

Les plantations d'arbres dans l'intérieur des villes et des villages, bien qu'elles ne présentent pas tous les avantages qu'on leur a prêtés, peuvent être tolérées dans des rues ayant de 25 à 30 mètres de large, pourvu qu'elles ne soient pas à une distance de moins de dix mètres des habitations. On aura soin, toutefois, de faire procéder annuellement à l'élagage de ces arbres, et de telle sorte que leurs premières branches se trouvent constamment à 7 ou 8 mètres du sol, au moins...

Il est à peine nécessaire d'ajouter que toujours la voie publique doit être tenue dans la plus extrême propreté, et qu'elle doit se trouver débarrassée plusieurs fois par semaine de toutes les immondices qui la peuvent souiller, et de tous les amas insalubres que l'on y aura faits, soit par les balayages obligatoires ou payés, soit tout autrement.

Toutes ces immondices qui constituent d'excellents engrais seraient très-facilement vendues et fourniraient annuellement une somme assez ronde dans chaque commune. Cette innovation, il suffirait de la voir réalisée dans plusieurs des plus fortes de nos localités rurales, pour que bien peu après, elle se généralise...

Dans la plupart des communes, des puits existent sur les parties latérales de la voie publique. Ces puits, quand cela se pourrait, seraient, je le pense, très-avantageusement remplacés par des pompes. Leurs eaux, du reste, indépendamment des autres services qu'elles rendent, seront utilisées encore pour tout lavage et pour tout arrosage devenus nécessaires...

Si de l'examen des rues, on passe à l'examen des cours,

on constate que le plus ordinairement ces cours sont trop étroites, qu'elles sont fangeuses et presque complètement remplies par un amas de fumier d'où il s'échappe incessamment des miasmes plus ou moins infects... Le plus souvent, outre les *détritus* des étables qui constituent ces fumiers, ceux-ci recèlent encore des épluchures, des déchets de légumes, des débris de viande, des dépouilles animales, une foule de choses sales, dégoûtantes, dont la décomposition ne peut que venir ajouter à l'insalubrité déjà si grande de ces fumiers... Heureux encore quand ils ne s'étendent pas jusqu'à l'entrée principale des habitations, ce que l'on ne remarque que par trop fréquemment...

Dans beaucoup de cours, on voit des trous plus ou moins profonds, que l'on y a exprès creusés, afin que le fumier s'y façonne et plus vite et plus fructueusement : ces trous, tout le monde les connaît sous le nom de roussies.

Quand les eaux puantes contenues dans ces fosses sont constamment recouvertes d'une épaisse couche de paille, leur fétidité est moins grande, et leur présence moins dangereuse, à cause d'un moins facile dégagement gazeux. Dans les cas contraires elles présentent de véritables dangers. Il en est de même encore quand, par une pluie d'orage ou par toute autre pluie torrentielle, le purin contenu dans ces fosses vient à submerger la cour et à s'épandre avec abondance sur la voie publique, les gaz délétères qui, ultérieurement, se dégagent de ces résidus de corruption, sont très-nuisibles à la santé des individus qui les respirent.

Dans ces circonstances, des lavages à grandes eaux, un balayage volontaire, prescrit ou payé, rendront de grands services, pareront à bien des maux.

Celui dont la cour présente une des fosses à fumier dont je parle, agirait très-sagement et très-fructueusement en faisant fréquemment enlever son fumier ; il serait moins exposé à la perte d'un liquide qui constitue un excellent engrais, et puis, il éviterait en grande partie les inconvénients d'émanation strès-insalubres. L'agriculture y gagnerait, et la santé publique y gagnerait également.

Il est à peine nécessaire d'ajouter qu'en vidant très-souvent les cours, qui sont encombrées de fumiers, et en éloignant ceux-ci le plus qu'il est possible des habitations, on aura beaucoup fait pour l'assainissement de sa demeure.

Le fumier du pauvre consiste en général en un trou creusé tout près de la porte de sa masure, trou qui renferme tout ce qu'en pareilles circonstances un tel réceptacle peut contenir et d'où s'échappe un méphitisme qui vient ajouter encore sa funeste influence à tant d'autres causes d'insalubrité déjà si dangereuses !... Que ce fumier, lui aussi, se trouve éloigné le plus qu'il est possible de l'infime chaumière, que tout au moins il soit relégué dans quelque coin ombreux situé au *nord du logis*, du côté surtout où il n'y a ni porte ni fenêtre, et que très-fréquemment il soit déblayé.

On sait que toutes les décompositions putrides s'opèrent d'autant plus vite, et répandent leurs miasmes d'autant plus dangereusement dans l'atmosphère, que cette atmosphère elle-même est d'une température plus élevée.

Les cours, de même que les rues, doivent présenter un revêtement solide, imperméable, susceptible de s'opposer efficacement aux infiltrations aqueuses, ou à la pénétration de tout autre liquide et aux exhalaisons nuisibles provenant du sol. Elles doivent avoir une pente convenable et se trouver pourvues de conduites d'eau appropriées à leur rapide écoulement. Les personnes pour lesquelles les dépenses d'un pavage ou d'un dallage deviendraient une chose par trop onéreuse, trouveront une grande ressource dans un bon encaissement de *craon* recouvert d'une couche de sable ou de gravier des rues.

L'hygiène veut que les cours aient une largeur et une longueur égales à la hauteur des bâtiments qui les dominent. Cette disposition sera assez rarement rencontrée.

Presque partout à la campagne, il y a des bestiaux, et par conséquent des étables pour les contenir. Dans l'immense majorité des cas, toutes ces étables sont situées trop près des habitations, et elles leur communiquent nécessairement une grande partie de l'insalubrité dont incessamment elles sont le siége. Comme il est le plus ordinairement de toute impossibilité de changer un semblable état de choses, c'est en entretenant ces étables dans la plus extrême, dans la plus minutieuse propreté, en les vidant chaque jour de toutes les impuretés qu'elles recèlent, en y opérant de fréquents lavages, que l'on arrivera à se soustraire, autant que possible, à leur désagréable et nuisible influence.

Il est nécessaire d'ajouter ici que sont surtout plus nuisibles encore celles de ces étables dont la situation permet aux vents d'ouest d'apporter tout le méphitisme dans les habitations. On voit par là, de suite, que les expositions au nord ou à l'est sont constamment les plus convenables.

On sait que l'air atmosphérique est un conducteur d'autant plus dangereux des gaz et des miasmes, que cet air se trouve chargé d'une plus forte dose d'humidité. Chacun a pu remarquer, du reste, que les effluves, que toutes les senteurs plus ou moins agréablement odorantes, sont d'autant plus fortement perçues que l'atmosphère est plus chaude en même temps qu'elle est plus humide.

Dans certaines cours, on trouve des puisards qui sont destinés à recevoir les eaux ménagères et tous les autres liquides superflus dont on veut se débarrasser ainsi. Rien n'est plus dangereux que ces puisards. Les eaux fétides qu'ils renferment s'infiltrent dans le sol, peuvent empoisonner les eaux d'un puits voisin, peuvent profondément altérer les boissons d'une cave située trop près, peuvent, quand ils ne sont pas assez hermétiquement bouchés, donner lieu à un dégagement d'effluves d'une excessive insalubrité. Il serait très-avantageux de supprimer tous les puisards; et quand cela ne paraît pas possible, il faudrait au moins les curer très-souvent.

Les puits dont les eaux servent aux usages domestiques, et que l'on rencontre à peu près dans toutes les cours, doivent, comme on vient de le pressentir, se trouver établis loin, très-loin de tout foyer d'infiltrations ou d'émanations malfaisantes.

Il est reconnu que l'eau des puits est d'autant meilleure, d'autant plus potable, d'autant plus salutaire qu'elle se renouvelle plus fréquemment. Lors donc que la consommation journalière de cette eau se trouve trop restreinte, il importe d'en tirer en pure perte, afin d'abonnir celle qui reste.

Rien n'est plus utile, n'est plus indispensable dans un ménage que de bonnes eaux; tous les hygiénistes et toutes les autres personnes qui se sont occupées de la santé publique ont établi ce fait, et l'ont démontré d'une manière absolument indubitable. Mais comme il ne m'est pas possible de m'appesantir davantage sur ce sujet si important, je renvoie le lecteur aux ouvrages dans lesquels il se trouve amplement traité. J'en ai dit un mot, moi aussi, dans les Causeries populaires sur l'hygiène, éditées en ce moment par M. HUMBERT, de Mirecourt (Vosges).

Les latrines que l'on remarque dans nos communes rurales ne sont guère, comme chacun le sait, que d'assez rares exceptions. Ces cabinets doivent être établis le plus loin qu'il est possible des habitations, des puits et des caves, doivent être situés dans le coin le plus frais, le plus ombreux, le plus ombragé même des demeures, doivent être suffisamment aérés, soigneusement dallés au ciment, et à fosses mobiles. Dire maintenant que, dans la vidange obligée des réservoirs, il importe d'emporter le tout à de grandes distances des habitations, ce serait faire injure à ceux qui veulent bien me lire. Le plus épais bon sens n'aurait même que faire d'une semblable recommandation.

Je dois dire ici, du reste, que les principaux agents désinfectans des matières stercorales, ce sont les chlorures, le charbon végétal pulvérisé, le noir animal très-divisé, la cendre de tourbes, le proto-sulfate de fer, le protoxyde de fer hydraté, etc. Au besoin, on pourra tirer parti de ces différents produits. On trouvera aussi dans la cendre de houille un excellent moyen de désinfection de l'urine accumulée en quelque endroit.

Dans un grand nombre de cours, on remarque encore

beaucoup de bâtiments couverts de chaume. Il serait d'un double intérêt, cependant, de voir rapidement disparaître tout ce chaume. D'abord les couvertures de chaume sont d'une déplorable combustibilité, et ensuite elles sont très-insalubres.

On sait que l'air chargé des effluves qui se dégagent des matières végétales en décomposition donne lieu à des fièvres intermittentes, à des fièvres de mauvais caractères, à des fièvres pernicieuses, etc. ; pourquoi des effluves de même nature ne s'éleveraient-ils donc pas aussi des toits de chaume? Le chaume n'est-il pas un végétal, lui aussi, et qui se trouve tout aussi sujet aux décompositions putrides que les autres végétaux ? Au besoin, des observations pratiques viendraient appuyer de leur autorité l'incontestable exactitude du fait que je signale.

Au nombre des causes extérieures d'insalubrité qu'il importe plus particulièrement de relater ici, je dois comprendre celle qui suit, et qui est presque générale, à la campagne surtout : l'émission, à la porte d'entrée de la demeure, de l'urine de chacun des membres de la famille. Le soir, au moment de se mettre au lit, on éprouve un petit besoin, on ouvre sa porte et on le satisfait. Chaque jour la même chose se répète, et bientôt le sol se trouve saturé d'éléments putrides d'où il s'élève des vapeurs toujours fort désagréables et extrêmement dangereuses. On ne saurait trop s'élever contre l'habitude que je signale, de même que contre celle qu'ont certaines ménagères insoucieuses et sales, de vider chaque matin, au seuil même de leur porte, les vases recélant toutes les urines de la nuit.

Après avoir, mais par trop rapidement sans doute, examiné, comme nous venons de le faire, les principales causes extérieures d'insalubrité des habitations, pénétrons donc dans l'intérieur de ces demeures, et recherchons tout ce qui, dans cet intérieur, est susceptible de les rendre insalubres.

Les causes intérieures d'insalubrité des habitations ce

sont : l'étroitesse relative des pièces, le manque de lumière, l'humidité, le non revêtement du sol, l'encombrement par une famille trop nombreuse ou par des meubles en trop grande quantité, le défaut d'air, son trop rare renouvellement, et la viciation forcée de cet air par la respiration des individus, les liquides perspiratoires et les gaz odorants qui s'échappent des corps, l'éclairage, le chauffage, la présence d'animaux domestiques, d'oiseaux, d'arbustes, de fleurs, et par celle d'une foule d'autres choses également insalubres.

En méditant sur les chiffres précédemment établis relativement à la ration d'air atmosphérique nécessaire à chaque individu, le lecteur, peut-être, a déjà considéré ces chiffres comme entachés d'exagération. Il serait dans la plus complète erreur, et il va pouvoir en juger par lui-même, par la citation suivante, que j'emprunte à des savants du plus haut mérite, à MM. Michel Lévi, Andral et Gavarret :

« 1° Il faut, pour la respiration et par heure, à un homme, 1 mètre cube, et à une femme, 0 m. cube, 566 litres d'air à 16 degrés centigrades. 2° Pour réduire l'acide carbonique exhalé par la respiration à 2 pour 1,000, il faut, par homme et par heure, 11 mètres cubes, et à une femme, 6 mètres cubes, 256 litres d'air à 16 degrés centigrades. 3° Pour évaporer les 31 grammes de transpiration pulmonaire fournie en moyenne par heure, il faut 3 mètres cubes, 100 litres d'air ; et pour les 60 grammes de transpiration cutanée, 6 mètres cubes d'air par heure, à 16 degrés ; total 21 mètres cubes d'air à 16 degrés centigrades par homme et par heure ; 15 mètres cubes, 916 litres, à 16 degrés centigrades, par femme et par heure. »

Ces chiffres représentent une évaluation au maximum, c'est vrai ; ils n'en sont pas moins précieux au plus haut point : c'est une lumière qu'il importe d'apporter au milieu des populations, afin de les mieux éclairer sur les dangers incessants auxquels jusqu'ici, peut-être, à peine si elles avaient songé.

Si, aux yeux de quelques savants, l'évaluation précipitée pèche par quelque peu d'exagération, les chiffres que j'ai donnés plus haut ne paraissent à personne susceptibles de la moindre réduction, sans que tout aussitôt la santé se trouve gravement compromise. C'est là un point de doctrine de la plus haute importance, et qui doit incessamment fixer toute l'attention des commissions.

Une pièce d'habitation donnée, si l'on veut savoir combien cette pièce renferme d'air atmosphérique, et combien par conséquent elle peut, sans inconvénient recevoir d'individus, il faut nécessairement procéder au cubage de cette pièce. Rien, du reste, n'est plus facile que cette petite opération. Il suffit de mesurer la longueur, la largeur et la hauteur de cette pièce, de multiplier ensuite le chiffre de la longueur par celui de la largeur, et le produit de cette multiplication par le chiffre de la hauteur, de diviser alors par 6, par 8, par 10, etc., suivant que l'on veut 6, 8, 10 mètres, etc., par individu, et le quotient sera le nombre que l'on veut connaître.

Il va sans dire que, dans le cubage d'une pièce, il faut constamment tenir compte de tout ce qui occupe une place que l'air ne peut occuper, et en opérer la défalcation.

C'est surtout après s'être livré à ce jaugeage si nécessaire des demeures, que les commissions de salubrité apprécieront davantage encore combien le plus ordinairement, se trouve restreinte la quantité d'air qui devrait être départie à chacun.

Ces données établies, qui ne voit donc de suite tout le danger d'une habitation trop petite, à croisées basses, étroites, au sol et aux parois humides, et qui encore est encombrée de meubles qui diminuent d'autant sa capacité, et par conséquent le volume d'air atmosphérique qu'elle serait susceptible de renfermer; d'une pièce dans laquelle pourtant s'entasse toute une famille qui, bien qu'elle n'y trouve guère que la moitié, le quart ou beaucoup moins encore de l'air atmosphérique qu'il lui faudrait, n'en laisse pas moins que d'admettre fréquemment avec elle, dans cette pièce, des lapins, des poules, des cobayes, des oiseaux, etc., qui, indépendamment de la portion d'atmosphère que leurs poumons viennent disputer aux poumons de ceux qui les admettent, apportent encore leur contingent d'insalubrité dans cette atmosphère, par l'acide carbonique de leur respiration, les exhalations de leurs corps, leurs exécrétions mêmes?...

L'éclairage artificiel des habitations est une cause puissante d'altération de l'air, qui, elle aussi, mérite de fixer toute l'attention de l'observateur.

La science enseigne qu'une bougie, même d'excellente qualité, vicie par heure 500 litres d'air, tout autant que le font les organes respiratoires de chaque individu. Que l'on juge de suite de la viciation beaucoup plus grande encore qui résulte nécessairement de l'emploi des lampes fumeuses et des mauvaises chandelles qui incessamment versent dans l'atmosphère dans laquelle leur combustion s'opère, des émanations charbonneuses extrêmement nuisibles.

Il serait bien à désirer que pût être adoptée partout une lampe à cheminée de verre, qui, indépendamment de la salubrité plus grande qui résulterait de son emploi, serait encore infiniment précieuse pour les organes de la vue.

Certaines personnes dans nos campagnes, voulant utiliser un reste de vieilles noix dont il ne leur est plus possible de faire usage comme aliment, font extraire l'huile de ces noix, et se servent de cette huile pour leur éclairage. La plupart des personnes qui font usage de cette huile, qui fume considérablement et qui dégage des gaz très-délétères, éprouvent de la toux, de l'oppression, des vertiges, des maux de tête, de l'assoupissement, de la stupeur, etc.

Cet éclairage à l'huile de noix, continué chaque jour pendant les longues soirées de l'hiver, le plus ordinairement dans de mauvaises lampes et dans des demeures très-étroites, pouvant amener de véritables accidents, il est indispensable que les personnes qui s'éclairent de la sorte soient prévenues de ce à quoi elles s'exposent.

Le chauffage, la préparation des aliments, le lessivage et le séchage du linge dans la pièce d'habitation, contribuent puissamment aussi à l'insalubrité de cette pièce, et méritent également de fixer l'attention des commissions.

J'en dirai autant de la malpropreté habituelle de certaines demeures, de la présence du linge sale de toute la famille, de celle de petites tonnes remplies de salaisons, du lard appendu au plancher, etc., etc. Ces tonnelets pleins de porc en salaison, et ce lard qu'on en a retiré, et que, par parenthèse, presque toujours on place de préférence encore dans la chambre à coucher, sont on ne peut plus mal en cet endroit, d'abord pour la viande, qui absorbe les miasmes répandus dans cette chambre, et ensuite pour les habitants, qui, dans l'usage qu'ils font de ces substances et dans les gaz qui s'en échappent, trouvent une dose d'insalubrité de plus.

Le chauffage, autant que possible, doit être exempt de fumée et d'un dégagement trop abondant d'acide carbonique.

On connaît le danger, sur les yeux, la gorge et la poitrine, de ces fumées épaisses qui remplissent un grand nombre de demeures. On connaît les dangers des chaufferettes, des poêles mal établis, ou dont à dessein on ferme quelquefois la clef pendant la nuit... On évitera tous ces dangers.

Des cheminées, mais plus petites que celles que l'on faisait autrefois, des cheminées munies de bouches de chaleur, et qui prennent au-dehors une partie de l'air nécessaire à la combustion et au chauffage, sont d'un excellent et d'un salubre emploi. Ce sont de bien salutaires ventilateurs.

Dans le chauffage par le poêle, et surtout encore comme cela a lieu dans la majorité des cas, quand ce chauffage fournit un calorique élevé à l'excès, l'air se dessècherait par trop vite, deviendrait extrêmement dangereux, si l'on n'avait la précaution de placer sur ce poêle une bouilloire, un vase quelconque avec de l'eau, qui, vaporisée, se répand dans la pièce, et vient atténuer les qualités nuisibles de l'atmosphère trop sèche qui, sans cette précaution, nécessairement y règnerait. Si l'on possède un hygromètre, il faudra, autant que possible, le maintenir à 72°. Dans cet état, l'air se trouve convenablement chargé de vapeur d'eau, et c'est alors qu'il est le plus favorable à la santé.

Souvent, dans le chauffage dont je parle, le poêle est alimenté de charbon de terre, et la chaleur est vite portée et maintenue à 28 ou 30 degrés au moins,... et il y a à l'extérieur 7 ou 8 degrés de froid.

Ce chauffage à outrance, et les transitions subites qui forcément ont lieu, deviennent la source de bien des maladies. Beaucoup de vieillards périssent d'apoplexie par l'effet de ces transitions toujours extrêmement dangereuses.

Je ne dirai qu'un mot ici du thermomètre ; chacun connaît tous les avantages que l'on peut retirer de la présence de cet utile instrument. Il convient d'établir seulement que plus la température de l'air intérieur s'élèvera au-dessus de 20 degrés centigrades, et plus cette température descendra au-dessous de 12 degrés, plus aussi cet air agira d'une manière plus anormale et d'une manière plus fâcheuse sur l'homme.

En général, la température intérieure des habitations doit être en hiver de 14 à 16 degrés, et en été de 18 à 20.

Dans beaucoup de maisons, et je parle plus particulièrement ici de maisons dont les propriétaires sont aisés, on remarque, contre l'un des murs de la pièce d'habitation, un plus ou moins élégant fourneau à une ou plusieurs bouches, et ces personnes ne paraissent s'occuper aucunement de l'énorme quantité d'acide carbonique qui s'échappe de ces fourneaux, et qui pourrait devenir la source d'accidents extrêmement graves, de véritables asphyxies même, si l'ouverture à peu près permanente d'une porte ne parait le plus ordinairement au danger. Ce fourneau toujours doit être pourvu d'une hotte descendant très-bas, et transmettant dans une cheminée, ou au dehors, tous les gaz qui incessamment s'en dégagent.

C'est également par l'acide carbonique qu'ils répandent dans l'atmosphère, que les arbustes que l'on tient pendant la nuit dans une pièce close sont fréquemment nuisibles. C'est à cet acide carbonique aussi, et en même temps, sans aucun doute, à leurs effluves embaumés, que dans de semblables circonstances, les fleurs ont dû de faire surgir tant de malaises et tant de graves indispositions.

On sait que pendant la nuit, ou à l'ombre, les végétaux exhalent dans l'atmosphère tout l'acide carbonique qu'ils puisent dans le sol ou dans la terre du pot qui les alimente.

La chambre à coucher n'est pas la pièce assurément qui demande le moins d'attention. Une stase de 10 à 12 heures dans une pièce qui nécessairement doit rester close pendant le sommeil, et dans laquelle forcément doivent s'accumuler tout l'acide carbonique émis par le poumon et toutes les autres exhalaisons humaines, doit être nécessairement l'incessant objet de la plus incessante sollicitude de la part de tous...

Cette pièce souvent ne renferme de l'air respirable que pour les trois ou quatre premières heures de sommeil; et pendant le reste de la nuit, force est à l'organe pulmonaire de fonctionner au milieu d'une atmosphère très-profondément altérée. Aussi, au lieu de retrouver dans son lit les forces que l'on avait perdues, toute la somme de bien-être que l'on était en droit d'en attendre, on se lève avec la tête lourde, pesante, embarrassée, quelquefois avec un grand mal de tête, un malaise général, de la courbature, etc., d'autres fois même avec des nausées, des vomissements, etc., etc.

Il suffit d'être entré une seule fois, le matin, dans une chambre à coucher non encore aérée ni dégarnie de ses hôtes, pour y avoir remarqué une odeur forte, désagréable, pénétrante, nauséeuse, qui, de suite, fournit une preuve indubitable de l'altération de l'atmosphère de cette pièce, et donne la mesure de l'insalubrité positive qui existe en un pareil endroit. Que l'on s'imagine donc ce que doit être cette insalubrité, quand, comme cela n'a lieu que trop fréquemment, la négligence, l'ignorance ou l'incurie fait qu'après s'être entassée toute une famille dans une chambre souvent même par trop petite, cette famille s'y reblottit chaque jour, et sans que presque jamais ait été ouverte au passage de l'air et à l'action si vivifiante des rayons solaires, cette pièce qui mérite plutôt le nom de trou, de taudis, que celui d'habitation.

Une chambre à coucher doit être assez spacieuse pour représenter une capacité double de celle de la pièce que l'on habite pendant le jour, et dans laquelle le renouvellement de l'air s'opère de mille manières différentes. Cette capacité doit être de 40 à 45 mètres cubes par chaque individu.

En présence de tant de chambres à coucher qui sont si loin d'offrir de semblables dimensions, on voit de suite de quelle nécessité il est de pourvoir à une aération, à une ventilation convenable de ces chambres.

La capacité de 45 mètres, dont je viens de parler, n'est même encore que le minimum de ce que veulent plusieurs hygiénistes très-recommandables. Et en effet, quand on considère qu'un adulte présente en moyenne 15 inspirations par minute, qu'à chacune de ces inspirations, il pénètre dans ses poumons près d'un demi-litre d'air, et qu'en estimant à 0,05 l'acide carbonique qu'il expire, il est évident qu'il a altéré gravement tout près de 10,800 litres d'air en un jour, peut-on ne pas rester effrayé de l'immense danger, qu'à leur insu, courent un si grand nombre d'individus, quand, renfermés ainsi dans une chambre trop étroite, ils respirent, avec cette énorme quantité d'acide carbonique, une atmosphère chargée encore de toute l'eau provenant de leur transpiration pulmonaire et de leur transpiration cutanée, et de tous les gaz odorants qui s'exhalent de leurs corps...

On a estimé que l'air atmosphérique, amené par la

respiration à contenir 0,01 d'acide carbonique, cesse d'être salubre, et qu'il devient tout à fait impropre à la respiration quand, n'importe par quelle cause, il est arrivé à contenir 10 pour 100 de ce gaz si puissamment délétère; donnée précieuse qu'il faut incessamment avoir à l'esprit.

A la campagne, dans les maisons pauvres surtout, il n'est pas rare de voir trois ou quatre lits dans une pièce où un seul de ces lits, devant contenir deux personnes, serait trop déjà. On a proposé de substituer le hamac au lit ordinaire dans les maisons des pauvres à nombreuses familles, et cela afin de pouvoir faire disparaître tous les matins un encombrement permanent et des plus nuisibles. Cette proposition mérite de fixer l'attention des observateurs.

Une cause d'insalubrité qui encore vient s'ajouter à toutes les autres dans la demeure du pauvre, ce sont les sales et sordides haillons dont, en général et à dessein, celui-ci se couvre, afin d'inspirer plus de commisération, plus de pitié, et d'obtenir ainsi une aumône plus forte. Ces haillons, ajoutés le soir aux chiffons du lit, à des couvertures en lambeaux et saturées de miasmes, qui, depuis qu'elles sont là, n'ont vu ni eau ni soleil, ne peuvent donc qu'ajouter encore à l'état si déplorablement insalubre que je signale. Pauvreté n'est pas vice, mais c'est vrai; pauvreté toujours doit s'allier à la plus extrême propreté.

Pour parer encore à l'insalubrité de la demeure du prolétaire, il faut l'engager fortement à blanchir au lait de chaux, au moins deux fois l'an, les murs et le plancher-plafond de son habitation. A l'extérieur, un badigeonnage, semblable sera très avantageux aussi.

Fréquemment la maison du pauvre n'est ni dallée ni carrelée. Cet état de choses est très-insalubre. D'abord les effluves provenant de la terre arrivent sans obstacle dans cette habitation; et puis l'eau des lessives, et puis tous les autres liquides, et puis les graisses, etc., qui peu à peu s'infiltrent dans le sol : tout cela finit par produire des miasmes extrêmement dangereux.

Il n'est pas nécessaire d'ajouter un seul mot relativement au surcroît d'insalubrité que présente encore la maison dont le sol est ainsi à nu, quand cette maison recèle un ou plusieurs petits enfants...

Dans un certain nombre des logements dont en cet instant je m'occupe, on trouve souvent le pain dans quelque vieille huche humide, exhalant une odeur fort désagréable de moisi, et renfermant des milliers de mites !... Inutile d'aller plus loin... le remède est connu de tous.

Certaines personnes, et ici la classe ne fait rien à la chose, certaines personnes font coucher un ou plusieurs chiens sur le tapis ou au pied de leur lit; d'autres vont plus loin encore : elles font à ces intéressants animaux l'honneur de leur propre couche !...

On connaît l'insalubrité de la présence des animaux en général dans les pièces d'habitations; et puis, est-on donc bien certain que jamais la présence d'un chien n'offrira un danger beaucoup plus grand encore que tous les autres dangers ?... Cet animal ne pourrait-il pas être pris, pendant la nuit, d'un accès de rage, et devenir ainsi le désespoir de toute une famille ?...

Le lit de bien des habitants des campagnes consiste en une sorte de grande boîte de bois remplie de longue paille, en une paillasse et en des oreillers de paille courte, le plus ordinairement de paille ou balle d'avoine. On peut dire de ce coucher que s'il n'a pas le confortable, le moëlleux de la couche des classes aisées, il n'est assurément pas moins salubre que celle-ci; tout au contraire... Seulement, il est une petite condition pour cela, c'est de fréquemment renouveler les pailles qui constituent ce lit, de le faire tous les jours, et non de le rétendre comme on le dit, avec quelques coups de poing. Cette manière de procéder est très-mauvaise, et l'on conçoit pourquoi.

Ce serait avec avantage aussi que la couchette, au lieu d'être fermée comme elle l'est, fût à jour, afin qu'il n'y eût pas d'obstacle à la libre circulation de l'air, et que cette couchette fût recouverte de quelques bonnes couches d'une peinture à l'huile quelconque. De cette manière, le bois s'imprégnerait plus difficilement de miasmes que force lui est nécessairement de recéler ; et puis, les insectes parasites y pulluleraient beaucoup moins facilement. La longue paille, que la disposition précitée ne permettrait plus de mettre directement dans le bois du lit, on la placerait dans une toile, et cela vaudrait infiniment mieux.

Quand, comme c'est le plus ordinaire, le lit se trouve placé contre un des murs de l'habitation, il est indispensable de mettre une forte planche entre le mur et le lit : c'est un excellent moyen de s'opposer à l'action toujours si nuisible de l'humidité.

Les lits des petits enfants sont de grandes causes d'insalubrité dans une maison. Il serait bien important que, partout où l'on élève des jeunes enfants, on cessât une bien mauvaise habitude, une habitude qui contribue si puissamment à cette insalubrité, l'habitude de faire sécher au coin du feu ou au poêle la petite paillasse et son contenu, alors que le tout est imprégné d'urine. D'abord on dégage dans sa demeure des gaz malfaisants, et puis il est très-facile de voir que forcément on renferme d'autres miasmes qui se dégagent ultérieurement, mais qu'on ne les détruit pas. Inutile de parler du remède qu'il convient d'opposer à un pareil mal.

Beaucoup d'individus couchent en compagnie de chevaux, de moutons, etc., dans des étables ne contenant même qu'une trop faible partie de l'air nécessaire à ces animaux, et dans lesquelles encore un fumier plus ou moins insalubre vient diminuer la bonne qualité de cet air. Citer ce fait, c'est en faire voir tous les inconvénients, c'est démontrer une fois de plus l'indispensabilité d'agrandir, d'aérer plus convenablement un endroit qui, eu égard au nombre et à l'ampleur des poumons qui s'en disputent l'air, eu égard aussi aux autres causes d'insalubrité qui y règnent, et aux inconvénients graves qu'il présente constamment à ceux qui y couchent, a besoin d'être établi sur de plus amples dimensions, ou modifié de la manière la plus convenable et la plus salubre qu'il est possible.

Je ne sais vraiment pas quand j'aurais fini, si je ne voulais rien omettre de tout ce qui peut rendre insalubre l'atmosphère que doit respirer chaque individu... A l'extérieur, comme à l'intérieur, tout semble se réunir pour vicier cet atmosphère, pour altérer profondément les éléments si précieux qui donnent la force, la santé, le bien-être, la vie... Il n'est pas jusqu'au meuble que l'on trouve partout, jusqu'à l'armoire elle-même qui ne vienne apporter sa part d'insalubrité; et il suffit d'ouvrir cette armoire quand depuis longtemps elle est restée fermée, et surtout encore quand elle renferme des habits dont on a fait usage, pour, par l'odeur désagréable qui s'en échappe aussitôt qu'on l'ouvre, être de suite convaincu du fait... Mais, ce dont je ne parle pas, à cause des trop petites dimensions de mon cadre, les commissions y suppléeront.

Je vais terminer par quelques dernières considérations sur les habitations et par quelques mots sur nos écoles communales et nos églises.

Il n'y a point assez de lumière dans une habitation, il faut de toute nécessité en agrandir les fenêtres; il n'y a point assez d'air dans une autre demeure, et il est de toute impossibilité d'augmenter les dimensions de cette demeure, il faut indispensablement augmenter la quantité de cette atmosphère au moyen d'une ventilation convenable.

Plusieurs systèmes de ventilation sont en présence; les plus simples consistent en des vasistas, des carreaux de vitres mobiles, ou de trous faits au niveau du plafond et au niveau du carrelage, du dallage ou du parquet. Ces dernières ouvertures peuvent être garnies d'une toile métallique, ou masquées par une draperie; et elles doivent se trouver munies d'un opercule, d'un registre, d'une trappe, qui permette de les fermer et de diminuer plus ou moins leurs dimensions à volonté, qui permette de pouvoir de même, et à volonté encore, graduer l'introduction et la sortie de l'air.

La draperie et la toile métallique dont je viens de parler ont le grand avantage, sans doute, de diminuer l'intensité du courant d'air à l'égard des personnes qui occupent la pièce ainsi ventilée; mais inévitablement elles diminuent en même temps le volume de l'atmosphère nouvelle que l'on veut faire pénétrer. Un canal coudé à angle droit, dont les ouvertures *ventilatrices* du bas seraient munies, canal qui s'éleverait à un mètre de haut le long du mur, et donnerait une direction verticale au courant d'air, serait plus avantageux encore, remplirait parfaitement le but. Par ce moyen, les inconvénients du courant direct se trouveraient évités, et rien ne viendrait plus ni ralentir ni intercepter le cours de l'air.

Ce système de ventilation pourrait être établi dans les encoignures des appartements, quand rien ne s'opposerait à cette disposition, et chaque bouche serait arrangée de manière qu'il fût possible de la fermer au besoin.

On a estimé que deux trous ventilateurs bien établis, et présentant chacun un diamètre de 20 centimètres, expulsent par heure environ 10 mètres cubes d'air altéré, et remplacent ces 10 mètres d'air impur par 10 autres mètres cubes d'air sain. Cette donnée sera précieusement utilisée par les commissions de salubrité, dans les fréquents conseils de ventilation qu'elles auront à donner.

Quelque soit, du reste, le système de ventilation que l'on adopte, il est indispensable qu'il y ait des ouvertures d'accès et des ouvertures de sortie, sans quoi le but ne serait qu'incomplètement atteint.

La science a établi, et des milliers de faits l'ont confirmé, que presque toujours les maladies les plus graves, les fièvres typhoïdes, les affections scorbutiques, scrofuleuses, tuberculeuses, les caries des os, etc., etc., résultent du séjour à peu près habituel en des habitations sans air, sans lumière, ou ruisselantes d'humidité. Il n'est donc pas de sacrifices qu'il ne faudra faire afin d'arriver à l'assainissement de semblables foyers de destruction.

Une insalubrité bien grande encore, et qu'il ne faut point omettre, c'est l'insalubrité des habitations récemment édifiées, quand on les occupe trop tôt. Rien n'est plus dangereux que d'habiter trop vite une maison neuve, et bien des propriétaires ont trouvé la maladie ou même la mort, là où ils avaient compté sur le confortable et le mieux être!...

J'ai fait plus amplement connaître ailleurs, aux personnes qui me font l'honneur de me lire, tout ce qu'ont de pernicieux pour les constitutions même les plus robustes, les endroits insalubres tels que ceux dont je viens de parler; je n'y reviendrai point ici.

Ajouterai-je enfin que constamment tout le linge sale de la famille doit être relégué en un endroit où il ne puisse devenir une cause d'insalubrité pour l'habitation, et dirai-je que les objets de literie, qui s'imprègnent si vite de toutes les émanations avec lesquelles ils se trouvent durant tant de temps et si intimement en contact, doivent indispensablement être journellement, ou tout au moins bihebdomadairement, convenablement aérés et exposés à l'action si bienfaisante des rayons solaires? Mais ces conseils étaient peut-être par trop vulgaires pour se trouver retracés ici.

L'école, cette demeure de la première enfance, cette sorte de laboratoire où l'esprit se façonne, où le cœur grandit et s'épure, doit présenter toutes les conditions voulues de salubrité. On sait combien les enfants ont besoin d'air; on sait aussi combien la constitution s'altère, dépérit, devient mauvaise, au milieu d'une atmosphère pauvre, humide, altérée, obscure. C'est ici que des fenêtres larges doivent permettre un libre accès à la lumière solaire, que des vasistas, des ouvertures à ventilation doivent être ingénieusement ménagées, qu'un chauffage au moyen d'un appareil ventilateur, devient surtout indispensable, que la propreté la plus minutieuse doit régner, et que des arrosages à l'eau chlorurée doivent de temps en temps remédier plus efficacement encore à la viciation de l'air.

Quand les écoles ne sont pas planchéiées, ce qui toujours serait préférable, il faut en recouvrir le carrelage ou le dallage d'épaisses nattes de paille ou de jonc, afin de garantir du froid et de l'humidité, des pieds si facilement impressionnables à l'action dangereuse de ces deux agents. Bien des maladies terribles : le croup, des affections graves du cerveau et de la poitrine, etc., ont pris germe sur le dallage froid et suant d'eau d'une école.

Les murs des écoles doivent être blanchis à la chaux au moins deux fois l'an, et un thermomètre, appendu à l'un de ces murs, serait un moyen précieux de mieux apprécier la température atmosphérique au milieu de laquelle se trouvent les enfants, et qu'il convient de régler d'après les données qui ont été établies plus haut. On ne saurait apporter trop de soins à la salubrité de l'air que respirent les enfants. Des premières années de la vie dépend bien fréquemment tout le reste de l'existence.

Les écoles doivent être établies dans les endroits les plus salubres, se trouver, le plus qu'il est possible, éloignées de toute espèce de foyer d'insalubrité. Je voudrais en voir les latrines beaucoup plus distantes que généralement elles ne le sont. Je voudrais surtout que ces réceptacles de choses si sales et si dangereusement fétides, jamais ne fussent un sujet d'insalubrité pour ces établissements ; je voudrais que constamment les matières en fussent extraites avec toutes les précautions voulues en pareilles circonstances, et que toujours ces matières fussent immédiatement transportées au loin et très-loin, au lieu d'être enfouies tout près, ainsi que cela se pratique assez souvent, ce qui donne naissance à des exhalations bien repoussantes et bien dangereuses... Tout le monde comprendra que si des miasmes, des effluves délétères se trouvent répandus dans l'atmosphère qui avoisine les écoles, quand, après les classes, à chaque sortie des enfants, on ouvrira les fenêtres de ces classes, afin d'en renouveler l'air toujours forcément altéré, au lieu de remplir ces classes d'un air pur et salubre, d'une atmosphère nouvelle et vivifiante, on n'y introduit rien qu'un air impur, rien qu'un air méphitique, un air souvent beaucoup plus dangereux que celui auquel on vient de donner issue...

Je demande pardon au lecteur de la répétition banale qui vient de lui passer sous les yeux; mais j'avais quelques raisons d'intérêt public pour reproduire ici ces nouvelles considérations...

Une école, de même que tout autre bâtiment d'habitation qui se trouverait forcément établi sous le vent d'un marais, ou dans le voisinage de quelque usine, de quelque établissement insalubre, devrait ne présenter aucune ouverture du côté par où vient plus particulièrement l'insalubrité; et il serait tout à fait indispensable, par des plantations d'arbres, d'établir une sorte de rempart entre le foyer d'insalubrité et le bâtiment d'habitation que l'on voudrait soustraire à ce foyer.

L'église, elle aussi, devrait bien être plus salubre que généralement on ne la trouve. Presque partout elle est obscure, froide, humide, sans air pur et sans fenêtre mobile pour lui en donner. Aussi, quand les fidèles s'entassent dans une église dans les saisons froides, quand en été ils y arrivent tout couverts de sueur, y puisent-ils très-fréquemment les germes de quelque grave maladie. On sait combien, en général, on se trouve mal à l'aise dans une église, et alors surtout encore qu'une grande quantité de cierges, en disputant aux fidèles un oxygène déjà par trop insuffisant, versent incessamment, dans l'atmosphère que ceux-ci respirent, des gaz malfaisants qui apportent une viciation de plus dans cette atmosphère déjà si profondément altérée. Les municipalités devraient bien faire pour leurs églises quelques sacrifices de plus. La santé publique gagnerait beaucoup aux sacrifices qui seraient faits.

Il faudrait que toutes les églises fussent planchéiées, et que le dallage de celles qui ne le sont pas fût au moins recouvert, à l'endroit des pieds des fidèles, d'épaisses nattes protectrices contre le froid et l'humidité. Il faudrait balayer les églises plus fréquemment que généralement on ne le fait, et très souvent il conviendrait de recourir à des arrosages à l'eau chlorurée. Il faudrait journellement les aérer, et y faire, le plus qu'il est possible, pénétrer les rayons du soleil. Il faudrait, en hiver, pourvoir à leur chauffage au moyen d'un calorifère ventilateur... De cette manière, tout serait pour le mieux.

Parlerai-je maintenant de l'insalubrité générale des cimetières, des inconvénients du mauvais voisinage de ces cimetières, même pour les églises, à l'insalubrité desquelles ils contribuent beaucoup?... Chacun est suffisamment édifié sur tous ces points.

Rappellerai-je ici aux commissions, qu'aux termes de la loi du 13 avril 1850, elles auront à fournir aux conseils municipaux tous les documents nécessaires pour les mettre à même de délibérer sur les questions de savoir : si, dans les communes de leur ressort, il existe des logements ou des quartiers insalubres, — quel est le nombre de ces logements, — quel est le nom des propriétaires. — quelle est la position indigente ou privée de ces propriétaires, — quelles sont les causes générales ou locales d'insalubrité, — quels sont les moyens d'y remédier?...

Rappellerai-je encore à ces commissions que les propriétaires aisés pourront être contraints de faire exécuter, à leurs frais, tous les travaux d'assainissement qui leur seront prescrits; que l'autorité est en droit de faire interdire la location et l'habitation de toute maison reconnue insalubre, et qu'alors que les communes se trouveront dans l'impossibilité de le faire, le Département et l'Etat leur viendront en aide pour l'assainissement des maisons des pauvres?... Tous ces renseignements leur seront fournis, et par la loi précitée elle-même, et par les bulletins des actes administratifs émanant directement de MM. les Préfets.

Ainsi qu'il est facile de le voir par le peu qu'on vient de lire, les commissions communales de salubrité ont un libre champ de bien ouvert à tout leur zèle, à toute leur sollicitude... Elles ne failliront point aux devoirs qu'elles auront à remplir...

Dans les rapports fréquents que nécessairement toutes ces commissions vont avoir avec les populations, elles s'efforceront de faire comprendre à leurs concitoyens tous les avantages des mesures sanitaires qu'elles croiront devoir leur recommander, et pour l'exécution desquelles, ainsi qu'on vient de le voir, l'application de la loi peut, au besoin, se trouver invoquée; mais ce moyen, ce ne sera que comme ressource extrême qu'il conviendra de le mettre en usage. Parfois, c'est vrai, il faut imposer au peuple d'excellentes choses auxquelles il refuse de se soumettre ; mais toujours cependant éclairer, persuader, vaudra beaucoup mieux que de contraindre...

Que les commissions se pénètrent donc suffisamment de la haute, de la philanthropique mission qu'il leur est donné de remplir, qu'elles répandent parmi les populations des préceptes hygiéniques d'une bien précieuse importance, que partout elles assainissent les demeures, les villages, les édifices publics, elles auront rendu les plus éminents services... Elles auront bien mérité de l'Etat, de l'administration et de leurs concitoyens...

J'aurais pu, dans ce travail que je termine, relater encore des considérations d'un haut intérêt sur les établissements et sur les usines insalubres; j'aurais pu aborder l'importante question des bains et des lavoirs publics; j'aurais pu m'occuper enfin d'une foule d'autres choses extrêmement utiles; mais dans un opuscule de la nature de celui que j'écris, ceci m'eût entraîné trop loin.

Si j'ai pu renseigner quelque peu les commissions communales de salubrité, si j'ai pu leur inspirer le désir de s'approfondir davantage dans l'étude d'une science susceptible de rendre d'aussi grands services, si j'ai pu contribuer une fois de plus moi-même à populariser les principaux préceptes de cette science, si j'ai pu, moi aussi, apporter mon grain de sable au monument sublime que, pour la gloire de notre époque et pour le plus grand bien de tous, veut élever aujourd'hui le gouvernement sauveur, régénérateur et si paternel de l'Empereur NAPOLÉON III, j'aurai touché au but que je me suis proposé d'atteindre, et rempli la nouvelle petite tâche que je m'étais imposée.

Rollot, 24 juin.

Dr DEBOURGE.

Mirecourt, Imprimerie HUMBERT.

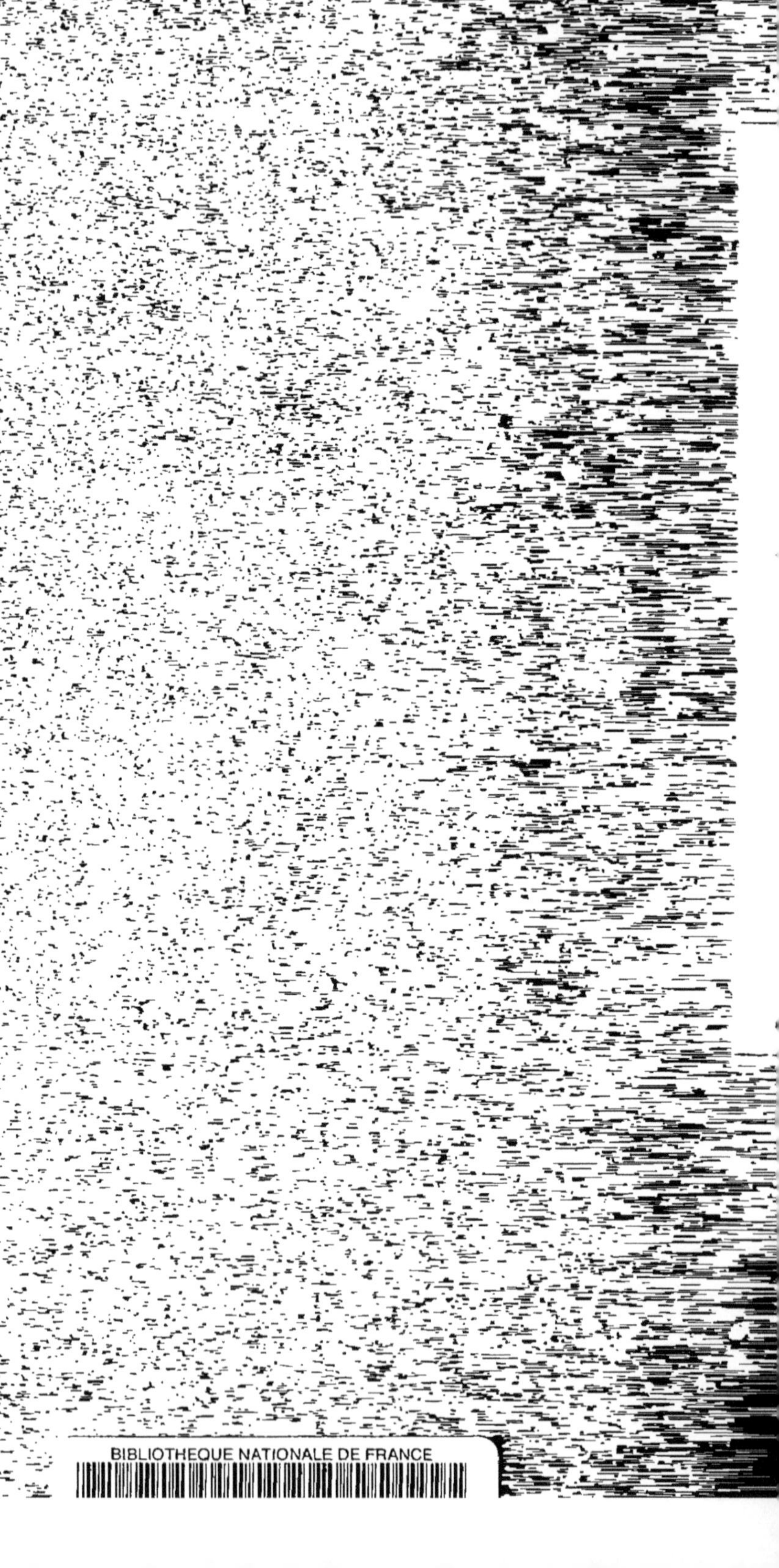

www.ingramcontent.com/pod-product-compliance
Ingram Content Group UK Ltd.
Pitfield, Milton Keynes, MK11 3LW, UK
UKHW012303240726
13966UKWH00004B/1603